PÉRITONITE
TUBERCULEUSE
A
FORME ASCITIQUE

PAR

Victor BIAT
Docteur en médecine de la Faculté de Paris.

PARIS
A. PARENT, IMPRIMEUR DE LA FACULTÉ DE MÉDECINE
A. DAVY, successeur
52, RUE MADAME ET RUE MONSIEUR-LE-PRINCE, 14

1884

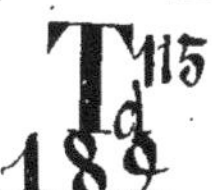

PÉRITONITE
TUBERCULEUSE
A
FORME ASCITIQUE

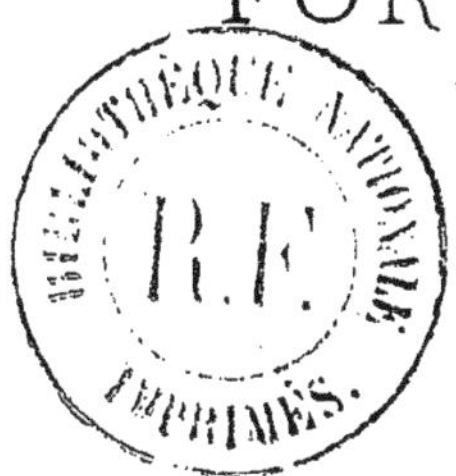

PAR

Victor BIAT
Docteur en médecine de la Faculté de Paris.

PARIS
A. PARENT, IMPRIMEUR DE LA FACULTÉ DE MÉDECINE
A. DAVY, successeur
52, RUE MADAME ET RUE MONSIEUR-LE-PRINCE, 14

1884

PÉRITONITE TUBERCULEUSE

A FORME ASCITIQUE

INTRODUCTION.

Peu de maladies ont été et sont encore étudiées autant que la tuberculose, en raison de sa désespérante fréquence, de ses variétés, de l'impuissance des moyens dont on dispose contre elle.

Elle offre un champ très vaste aux recherches du médecin, soit qu'il veuille établir les différentes formes sous lesquelles il la rencontre, soit qu'il cherche les moyens de l'arrêter dans son évolution.

Parmi les organes sur lesquels elle se localise de préférence, le péritoine, sans être le plus atteint, occupe cependant, par ordre de fréquence, un rang très important.

Nous avons eu l'occasion d'observer, pendant le cours de nos études médicales, plusieurs cas de péritonite tuberculeuse avec des épanchements séreux considérables.

Récemment encore, un malade très intéressant s'étant présenté à l'hôpital Necker, service de M. le professeur Potain, notre excellent ami, le Dr E. Gaucher, chef de clinique médicale au même hôpital, nous conseilla de prendre pour sujet de notre thèse l'étude de la péritonite tuberculeuse à forme ascitique.

Nous nous sommes vite aperçu que nous ne faisions que suivre plusieurs de nos maîtres; nous avons donc recherché quel était l'état de la question.

C'est le résultat de nos investigations que nous présentons à la bienveillance de nos juges.

Nous avons réuni les opinions que nous avons pu rencontrer et les quelques observations qu'il nous a été possible de recueillir, pour essayer d'en tirer des signes de diagnostic. Nous n'ignorons pas que, pour arriver d'emblée à ce but, il faudrait une plume beaucoup plus autorisée que la nôtre; nous croyons, toutefois, qu'il n'était pas inutile d'attirer l'attention sur ce point, et nous nous estimerions heureux si notre travail pouvait être de quelque utilité dans cette importante question.

Avant d'entrer dans notre sujet, nous prions M. le professeur Potain de vouloir bien nous permettre de le remercier ici des enseignements que nous avons puisés à ses savantes cliniques et de l'honneur qu'il a daigné nous faire en acceptant la présidence de notre thèse.

Nous prions également le Dr E. Gaucher de vouloir bien accepter le témoignage de notre gratitude pour les services qu'il nous a rendus, et les conseils qu'il n'a cessé de nous prodiguer pendant le cours de nos études.

Quoique cette forme de péritonite tuberculeuse n'ait été décrite qu'incidemment par les auteurs, que quelques points n'aient été traités que très brièvement, nous n'avons pas la prétention de combler toutes les lacunes qui existent dans son histoire. Nous chercherons donc à établir quel rapport de fréquence elle peut affecter avec la forme commune; quelles peuvent être les conditions d'âge, de sexe ou autres, capables d'influer sur sa production : sa marche, sa durée, ses terminaisons ; les difficultés qui peuvent se présenter pour l'établissement d'un diagnostic précis, d'une part, et les ressources fournies par les investigations cliniques, d'autre part; enfin, de donner un aperçu rapide des divers traitements employés pour la combattre.

DÉFINITION.

Qu'entend-on par forme ascitique dans la péritonite tuberculeuse? D'après MM. Rilliet et Barthez, lorsque le péritoine renferme plus de 120 grammes de sérosité, il y a ascite. Outre qu'il est impossible, ou peu s'en faut, de constater un épanchement de si minime importance, et sans discuter ici le chiffre donné par ces auteurs, nous ne nous occuperons que des cas où l'épanchement sera considérable, et nous n'accorderons la dénomination de forme ascitique que lorsque le liquide aura atteint 4000 gr. au moins.

HISTORIQUE.

Il n'entre pas dans notre plan d'insister longuement sur l'histoire de cette maladie ; ce travail a été fait avant nous, et on ne peut consulter qu'avec fruit les articles que lui ont consacré les Drs Hemey, Tapret et, plus récemment, A. Delpeuch.

On ne trouve quelque indication sur cette maladie que vers le XVIe siècle, et encore Benevieni (de Florence) et Fernel parlent-ils plutôt du carreau que de la péritonite.

C'est à partir du XVIIe siècle seulement que l'on commence à étudier les altérations du péritoine. Bonnet signale l'induration et l'épaississement de l'épiploon.

De Haen, au XVIIIe siècle, devient plus explicite : il décrit un épiploon dégénéré et devenu informe. Morgagni parle de plusieurs sujets succombant à des affections de longue durée, à la suite desquelles l'autopsie montra de graves lésions du péritoine. « A l'ouverture du ventre, on voit que le foie adhère aux parties voisines, au moyen de toiles membraneuses fines ; le péritoine, dans la partie qui tapisse le diaphragme, présentait de petites inégalités formées par des espèces de petits globules de grosseur et de formes différentes. *Il y avait dans le ventre de l'eau d'un jaune vert* ».

Il raconte d'autre part, lettre XXX, l'autopsie d'une jeune fille succombant à la fièvre hectique, dans l'abdomen de laquelle on trouve, outre des adhérences des anses intestinales et de l'épiploon, des corps saillants épars çà et là à la surface de l'utérus, etc.

Dans sa nosologie méthodique, Sauvages (1) dit : « que lorsqu'on ouvre des individus morts à la suite d'ascite, on trouve quelquefois les viscères couverts de grains abcédés, consumés, gonflés. » Vogel et Cullen ne font pas faire un pas à la question.

Il faut arriver à Bichat pour la voir sortir du chaos. Ses recherches sur les tissus qui entrent dans la composition de nos organes, l'amenèrent à considérer l'inflammation du péritoine comme pouvant exister seule, indépendamment des organes subjacents, comme ayant exclusivement son siège dans la membrane séreuse. Les inflammations des séreuses sont propres à ces membranes sauf dans les derniers temps où elles se propagent par le tissu cellulaire.

La péritonite est dès lors créée ; on ne tarda pas à la décrire et, en 1808, Broussais pouvait écrire que cette maladie, bien constatée désormais et dont

(1) Article Physconia.

Gasc et Laënnec avaient décrit les symptômes les plus saillants, était maintenant connue de tous les médecins.

En 1825, la péritonite chronique est admise par tout le monde, et nous arrivons à la découverte de ses relations avec la tuberculose. On ne savait pas jusqu'alors si on avait affaire à une phlegmasie simple, d'origine purement inflammatoire, ou si, au contraire, la péritonite chronique était une maladie spécifique liée à la diathèse tuberculeuse.

Déjà, en 1817, John Baron avait publié en Angleterre un travail dans lequel il s'efforçait de montrer le rôle des tubercules. Andral affirme ce rôle dans ses leçons cliniques.

Les idées de John Baron, reprises par Louis, furent formulées de telle sorte et appuyées de telles preuves que, rapidement, elles devinrent de véritables lois nosologiques. « La péritonite chronique est tuberculeuse et les tubercules ne se développent pas après quinze ans dans un organe, s'il n'y en a en même temps dans les poumons. » Malgré les termes trop absolus de cette loi et les difficultés du diagnostic qui, pour lui, semblent ne pas exister, il a eu le mérite, en exposant clairement sa doctrine, de contribuer puissamment aux progrès faits dans l'étude clinique de la maladie, d'en préciser l'étiologie et d'en démontrer la nature tuberculeuse.

Pendant vingt ans, cette loi fut admise en Europe, sans restrictions.

Les observations de Lebert, de Lucien Corvisart

et de Godart sont venues démontrer qu'il n'en est pas toujours ainsi, et que les malades atteints de péritonite chronique n'étaient pas fatalement tuberculeux. Aran, en 1858, avait avancé qu'il existe une péritonite pouvant se développer chez des individus indemnes de toute diathèse.

D'un autre côté, l'histoire des manifestations locales a été établie d'une manière irréfutable; qu'il nous suffise, à ce sujet, de citer les travaux de Cruveilhier et la thèse remarquable de M. Brouardel. (Tuberculose des organes génitaux de la femme. Paris, 1865.)

Dans ce coup d'œil rapide sur l'histoire de la péritonite tuberculeuse, il n'est point fait mention de la forme dont nous nous occupons; il faut arriver à M. Empis, aux travaux de MM. Siredey et Danlos (Dictionnaire des sciences médicales), et Gueneau de Mussy (Clinique médicale) pour voir cette forme nettement séparée de la péritonite tuberculeuse commune.

Depuis ces dernières années, l'étude de la péritonite chronique, en tant que manifestation due aux diveres diathèses, occupe une large place dans les travaux des médecins. Enfin, M. le professeur agrégé Ch. Fernet, médecin de l'hôpital Beaujon, a lu, dans la séance du 8 février 1884, de la Société médicale des hôpitaux, un très remarquable travail et publié quatre observations d'un très grand intérêt sur une manifestation de la diathèse qu'il désigne sous le nom de tuberculose pleuro-péritonéale.

ÉTIOLOGIE.

Nous ne pouvons passer sous silence cet élément de diagnostic, quoiqu'il ait été longuement traité par les auteurs. La péritonite tuberculeuse à forme ascitique reconnaît pour causes toutes celles de la tuberculisation en général. L'hérédité y occupe incontestablement le premier rang, ainsi que l'a démontré M. Peter dans sa thèse de 1866; mais il n'en est pas moins vrai, et c'est une chose incontestée aujourd'hui, que la tuberculose peut s'acquérir; nous voyons la vérification de cette assertion quand la péritonite tuberculeuse vient à frapper des individus sans antécédents tuberculeux. Il est bon d'ajouter toutefois que, dans ce cas, le péritoine est frappé dans une proportion infiniment moindre que le poumon.

La mauvaise alimentation, les travaux excessifs, les chagrins, les excès de tous genres, l'habitation dans des lieux obscurs, humides, mal aérés ; tout ce qui fait que la dépense organique l'emporte sur la recette d'une façon persistante, sont des causes puissantes de tuberculisation. C'est, en un mot, suivant l'expression de M. le professeur Jaccoud, « l'aboutissant de toutes les détériorations constitutionnelles de la famille et de l'individu ».

La diarrhée chronique et bon nombre de maladies aiguës mettent l'organisme dans un état de réceptivité morbide spécial.

Dans la tuberculisation du péritoine, rien n'explique pourquoi la tuberculose s'est localisée

Souvent, il est vrai, elle s'est manifestée déjà sur d'autres organes ou s'y manifeste en même temps que les premières granulations du péritoine apparaissent; très souvent aussi, c'est le péritoine qui est le premier et reste longtemps le seul organe envahi.

Dans bien des cas, le développement de ces granulations ne semble précédé ni accompagné d'aucun phénomène général ni local, tandis que d'autres fois il semble succéder à un état inflammatoire évident.

Dans les cas de manifestation tuberculeuse voisine, on peut admettre avec plus de raison la propagation de l'inflammation.

Quand la pleurésie, si fréquente avec la tuberculose péritonéale est démontrée, ne pourrait-on admettre avec M. Fernet la propagation du parasite tuberculeux par le système lymphatique, les canaux lymphatiques du diaphragme servant de trait d'union entre le péritoine et les plèvres? La maladie développée dans l'une des séreuses envahirait l'autre par migration ou pullulation de l'agent tuberculeux.

Il y aurait tout lieu de croire, pour la tuberculose, à ce mode d'extension, déjà démontré pour le cancer, par MM. Charcot et Debove.

Y a-t-il un âge où cette maladie soit plus fréquente? le sexe a-t-il de l'influence sur sa production? Elle serait fréquente, d'après MM. Siredey et Danlos (Dict. des sciences médicales) chez l'enfant de 6 à 10 ans, se rencontrerait assez souvent chez l'adulte, rarement chez le vieillard.

Les malades que nous avons eu sous les yeux sont en nombre trop restreint pour que nous ayons pu nous faire, à ce sujet, une opinion. Nous avons cherché dans les auteurs, et nous avons trouvé 81 observations de péritonite tuberculeuse sans distinction de formes, et voici à quels résultats nous sommes arrivé :

L'épanchement ascitique variant de 4 à 15 litres a été observé 13 fois sur 81 malades ; 5 fois chez la femme ; 8 fois chez l'homme.

Les statistiques de péritonite tuberculeuse que nous relevons sont discordantes lorsqu'il s'agit de savoir quel est le sexe qui obtient les faveurs de la péritonite tuberculeuse.

Hilton Faage la trouve deux fois plus commune chez l'homme que chez la femme.

Bristowe, au contraire, trouve qu'elle est plus fréquente chez la femme que chez l'homme, dans la proportion de 3 à 2.

Lebert et Kaulich trouvent que le nombre est le même dans les deux sexes, et encore nous avons affaire ici à la péritonite tuberculeuse en général !

La période de la vie pendant laquelle elle a été le plus observée a été, chez l'homme, de 32 à 38 ans.

Chez la femme, on l'a rencontrée 1 fois à 16 ans, 2 fois à 32 et 34, enfin à 52 et 79 ans.

Rare chez le vieillard, disent les auteurs, nous croyons que c'est exagéré, car nous voyons des malades atteints au-delà de 50 ans, et dans les observations inédites que nous publions, nous en rapportons également deux cas (obs I et III).

D'après MM. Rilliet et Barthez elle serait plus fréquente de 6 à 10 ans que de la naissance à l'âge de 6 ans, dans la proportion de 1 pour 4; elle affecterait une préférence marquée pour les garçons.

Les classes pauvres sont plus prédisposées que les classes aisées; on a eu souvent occasion, dans les hôpitaux militaires, de l'observer chez les jeunes soldats.

Parmi les maladies réputées incompatibles avec la tuberculose, l'acoolisme a tenu pendant longtemps le premier rang; aussi a-t-on employé l'alcool comme agent prophylactique; il est démontré aujourd'hui que c'est au contraire une cause puissante de tuberculisation. Il n'est pas rare de voir la cirrhose compliquée de tuberculose, et si cette dernière est parfois méconnue pendant la vie, c'est qu'elle est de date récente.

SYMPTOMES.

La maladie débute lentement, sourdement, avec des symptômes d'une obscurité telle, que l'on s'arrête souvent à des diagnostics erronés avant de soupçonner le véritable. Elle affecte, d'ordinaire, des individus en apparence bien portants (Grisolle).

Avant toute manifestation abdominale, les malades éprouvent un malaise général ; c'est un état mal défini ; il survient de l'inappétence, de l'amaigrissement, de la céphalalgie, de la toux, des insomnies, de la fièvre le soir, des sueurs pendant la nuit, tout le cortège, en un mot, des symptômes généraux de la tuberculose au début. Plus tard, ce sont des coliques sourdes, le ventre augmente peu à peu de volume, le plus souvent à l'insu du malade, qui ne s'en aperçoit que par la difficulté qu'il éprouve à s'habiller ; les fonctions digestives sont profondément troublées, il y a des alternatives de diarrhée et de constipation.

Le ventre, quelquefois d'une sensibilité extrême, est parfois aussi indolent.

La palpation donne une sensation de flot plus ou moins bien définie et, suivant qu'il existe ou non des fausses membranes qui cloisonnent ou enkystent l'épanchement, on peut constater le déplacement du liquide suivant les variations de position que l'on fait subir au malade.

Dans les observations que nous apportons, on pourra voir que la fluctuation a été aussi nettement perçue que dans la cirrhose, qu'aucun obstacle ne s'opposait à la transmission du choc, pas plus qu'au déplacement du liquide.

La percussion détermine généralement de la matité dans les parties déclives. Cette matité peut occuper diverses parties de l'abdomen, suivant la disposition des fausses membranes, des paquets tuberculeux, ou encore si les fausses membranes ont cloisonné la cavité péritonéale en plusieurs loges.

L'épanchement peut reconnaître deux causes :

1° Une hypersécrétion du péritoine analogue à celle de la plèvre dans la pleurésie. 2° Une gêne dans la circulation abdominale. Dans le premier cas, l'ascite est ordinairement peu considérable et est susceptible de se résorber par la suite.

Quand il y a de la gêne permanente dans la circulation de la veine porte ou de la veine cave inférieure, outre l'infiltration des membres inférieurs dans ces derniers cas, on observe le développement d'un réseau veineux superficiel en rapport avec l'intensité de la gêne dans la circulation profonde. Pour peu que l'épanchement prenne des proportions un peu sérieuses, ce fait se produit ; il est consigné dans les observations de nos malades.

Cette circulation supplémentaire a donc une cause mécanique. D'après Grisolle, la compression de la veine cave inférieure amenant l'œdème des membres inférieurs serait produite par l'ascite elle-même. Le malade dont nous avons recueilli l'observation, dans le service de M. Bucquoy, présentait cette particularité.

On observe parfois de l'albuminurie, quand l'obstacle siège au-dessus des veines rénales ; albuminurie due à la stase sanguine et à la congestion rénale consécutive. L'ascite peut acquérir des proportions si considérables que la vie du malade se trouve menacée et que la paracentèse devient nécessaire.

Les vomissements, quoique rares, s'observent néanmoins ; ils sont bilieux, quelquefois alimentaires et coïncident habituellement avec une poussée inflammatoire. De même que l'on trouve de l'œdème des parois thoraciques dans la pleurésie purulente, nous avons observé de l'œdème des parois latérales de l'abdomen chez le malade du service de M. Bucquoy (obs. VI).

On a signalé aussi un œdème périombilical (Vallin).

Après un temps variable, cet œdème peut disparaître ; on l'a vu aussi déterminer la rupture de l'ombilic et donner issue à l'épanchement.

L'examen de la poitrine révèle très fréquemment un épanchement pleural uni ou bilatéral, celui-ci précédant ou accompagnant l'ascite.

Le malade actuellement encore dans le service de M. Potain a présenté successivement un épanchement pleural d'un côté, puis de l'autre, avant toute manifestation du côté du péritoine (obs. I).

M. Fernet rappelle, dans son travail, cette loi de Godelier : quand il y a tuberculisation du péritoine, il y a toujours aussi tuberculisation de l'une des deux plèvres ; et il rapporte quatre observations très intéressantes à ce point de vue. Les organes génitaux sont habituellement intacts, bien que la péritonite tuberculeuse vienne compliquer quelquefois leur tuberculisation chez la femme.

Les menstrues sont supprimées, la dyspnée signalée déjà par Grisolle, sans être fréquente, a été observée par Delpeuch (obs. V).

Chomel et Grisolle rapportent un cas de sciatique produit par la compression du sciatique correspondant, par des amas de tubercules. La température du ventre serait un peu plus élevée que les parties voisines, d'après M. Peter.

En l'absence de lésions pulmonaires, la peau peut rester sèche et les sueurs se limiter à l'abdomen (Guéneau de Mussy).

MARCHE. — DURÉE. — TERMINAISON.

La marche de la maladie est continue, progressive, présentant des phénomènes inflammatoires, pendant lesquels elle prend des allures plus aiguës. Quelquefois, mais c'est là une rare exception, il se produit un temps d'arrêt, de régression même, dont la durée est parfois assez longue pour faire croire à une guérison; puis, un moment vient où elle reprend son cours pour ne plus s'arrêter.

Pour en estimer la durée réelle, il faudrait que la péritonite existât seule, indépendante de toute complication, et qu'elle pût être observée, dès le début, par le médecin. En effet, la mort ne doit pas toujours lui être attribuée, la péritonite n'est souvent que l'un des éléments dont l'issue funeste est la résultante ; le poumon, l'intestin, les méninges, n'y ont pas moins de part qu'elle.

L'appréciation en est d'autant plus difficile que les malades ne viennent habituellement réclamer les secours de l'hôpital qu'à une époque relativement avancée de leur maladie. Grisolle lui fixe, comme durée, une moyenne de sept mois et la fait évoluer entre deux mois et deux ans.

Pour la forme ascitique, à part les rémissions que nous avons signalées ; dans toutes les observations que nous avons pu consulter, chez tous les malades que nous avons pu voir, nous n'avons pas remarqué que le terme ait dépassé trois mois ; nous nous rangerions de préférence à l'avis d'Empis qui ne lui accorde guère qu'une durée de deux mois.

Chez l'enfant, MM. Rilliet et Barthez, lui ont assigné une durée maximum de six mois.

La guérison est tellement rare et douteuse, malgré les 3 cas rapportés par Grisolle, les quatre observations personnelles de M. Fernet, que nous pouvons dire : la mort dans l'immense majorité des cas en est le terme.

DIAGNOSTIC.

S'il est une maladie qui a donné et donne encore lieu à des erreurs de diagnostic, c'est assurément celle dont nous nous occupons. Aussi le Dr Tapret a-t-il pu écrire que : « Le diagnostic des affections abdominales avec ses causes d'erreur toujours nouvelles est resté, malgré les efforts de tous les temps, une des plus grandes difficultés de la clinique. C'est surtout à la péritonite que ces paroles peuvent s'appliquer ; car la mobilité de ses symptômes peut amener la confusion entre elle et une série d'autres aff ctions.

En effet, aucun signe pathognomonique n'existe qui permette d'affirmer d'emblée la nature de la maladie. Ce n'est que par l'ensemble des symptômes mûrement étudiés et analysés, souvent même par exclusion que l'on pourra arriver au diagnostic.

Il peut arriver que la péritonite tuberculeuse offre à son début la plus grande analogie avec les fièvres éruptives et surtout avec la fièvre typhoïde; les éruptions de taches rosées lenticulaires, des sudamina sont quelquefois venus compléter la ressemblance.

Au bout de quelques jours, les symptômes s'accentuent, le malade semble entrer en convalescence, puis la péritonite tuberculeuse apparaît, et l'on croit avoir affaire à une tuberculose succédant à la fièvre typhoïde, alors que l'on a assisté à l'évolution continue d'une tuberculisation.

Le malade qui fait le sujet de notre deuxième observation a présenté, au début, tous les symptômes de la fièvre typhoïde ; il a même eu les apparences d'une rechute ; il est vrai que l'on n'a jamais constaté chez lui la présence de l'éruption lenticulaire que la pleurésie est venue compliquer son état; car, s'il est ordinaire de rencontrer la pleurésie simultanément avec la péritonite ascitique, ce n'est que par exception qu'on la trouve associée à la fièvre typhoïde ; nous n'oserions toutefois affirmer que le malade n'ait point fait réellement une fièvre typhoïde, en raison du retard que la péritonite à mis à apparaître.

Parmi les affections que l'on a le plus souvent confondues avec elle, on peut mettre en première ligne la cirrhose hépatique. Dans l'un et l'autre cas, en effet, quand le malade réclame les soins du médecin, la nutrition est altérée depuis longtemps déjà ; il a maigri, l'ascite est déjà notable.

Il est vrai que dans la péritonite, on peut constater un peu de toux, parfois quelques légers signes dans la poitrine, un peu de fièvre le soir, de l'humidité de la peau, des sueurs nocturnes. Si chez le cirrhotique, les signes stéthoscopiques sont ordinairement nuls ; s'il n'y a pas de fièvre, si la peau est sèche, les troubles digestifs plus accentués, l'anoréxie plus grande, il faut avouer que ce sont des signes différentiels de peu de valeur. D'ailleurs il peut arriver et ce n'est pas très rare que l'on constate des signes pulmonaires ; car la péritonite tuberculeuse peut fort bien compliquer la cirrhose. Nous en donnons un exemple plus loin (obs. IV). L'augmentation de volume du ventre est la même, semblable la dilatation veineuse abdominale.

Peut-on affirmer que l'obstacle à la circulation est dû à la compression produite par la lésion hépatique ou par l'épanchement. Grisolle admet qu'elle est due uniquement à la compression par l'ascite, et dès lors les deux causes de la circulation superficielle s'identifient. On peut ajouter que les hémorrhagies par le nez, la bouche, les intestins, ne sont pas rares,dans la cirrhose ; mais chez le malade qui fait l'objet de notre deuxième observation, on a observé des épistaxis réitérées.

Les signes que l'on pourrait trouver du côté du foie et de la rate sont la plupart du temps impossibles à constater. Il est vrai que la diminution de l'ascite, qui a lieu dans les jours qui précèdent la mort du péritonitique, ne se produit pas dans la cirrhose ; mais c'est une bien mince satisfaction de pouvoir porter un diagnostic au moment où l'on est impuissant à conjurer la mort.

L'ascite est souvent longtemps le seul symptôme; lentement développée,presque constamment à l'insu du malade ; on a pu, pour ces motifs, confondre la péritonite avec l'ascite dite essentielle, résultant la plupart du temps de la suppression d'un exanthème, d'un flux habituel, de la transpiration ; de l'ingestion de boissons froides.

L'examen du cœur et des urines évitera la confusion avec les maladies du cœur et le mal de Bright.

La péritonite tuberculeuse ascitique a pu être confondue avec la fièvre intermittente, quand le malade s'était présenté avec une fièvre rebelle, accompagnée de l'ascite cachexique qui survient par altération du sang au cours de cette affection ; mais les stades de la fièvre paludéenne sont bien marqués, elle cède d'ordinaire à la quinine bien administrée, les indications thermométriques et l'hypertrophie constante de la rate, sont des éléments assez sérieux pour éloigner l'erreur.

Le kyste de l'ovaire a donné lieu aussi à des méprises ; dans certains cas l'épanchement est enkysté de manière à simuler par sa forme le kyste ovarique. La question se complique ici d'un double examen · 1° des signes physiques souvent très analogues; 2° des signes fonctionnels, et ceux-ci ont une bien autre valeur. Le kyste grossit très lentement; les troubles généraux occasionnés par son développement ne s'accentuent qu'à une période fort avancée et souvent après une ou plusieurs ponctions. Si l'on étudie avec soin les fonctions de l'organisme et si on examine dans tous ses détails la marche de la maladie, on sera la plupart du temps à l'abri de l'erreur.

Une femme de 32 ans, rapporte Hemey, se présente à l'hôpital avec un certificat portant kyste de l'ovaire. Elle a beaucoup maigri, son ventre est tendu et sa forme rappelle celle du kyste : anses intestinales dessinées en relief, rénitence au toucher, pas de déplacement du liquide. Pendant un mois, pas de changement, puis une partie du liquide se résorbe, le ventre conserve le même volume, la même sensibilité ; on constate des signes de tuberculose pulmonaire. Il est certain, malgré l'absence d'autopsie, que l'on avait affaire à une péritonite tuberculeuse, la diminution seule de l'épanchement suffirait à éloigner le diagnostic primitivement porté.

Une jeune femme de 31 ans, consulta, il y a une dizaine d'années, un éminent praticien, médecin des hôpitaux. Celui-ci porta le diagnostic péritonite tuberculeuse.

Elle a subi des ponctions multiples à l'hôpital Necker, et chaque fois on lui extrait 10 à 12 litres de liquide ascitique.

Examinée après la ponction, on lui trouve des masses indurées dans le petit bassin et le diagnostic est toujours en suspens, et cela dure depuis dix ans !

Le kyste hydatique du foie en a quelquefois imposé pour le diagnostic ; nous ne croyons pouvoir mieux faire que de résumer ici la 21e observation de M. Tapret :

« John Dolfus, âgé de 43 ans, forgeron, est entré le 24 juillet 1877, salle Beaujon, n° 4, service de M. Millard. Il n'a pas fait d'excès antérieurement, mais il avoue quelques excès alcooliques.

Depuis trois mois son ventre a grossi au point de lui rendre tout travail impossible, il a maigri beaucoup et perdu ses forces : il est constipé. Sa peau présente une teinte subictérique.

Examen le 25. Son ventre est volumineux, à forme ovoïde, les veines superficielles sont dilatées, la sonorité limitée au-dessous de l'ombilic. Le liquide n'obéit que lentement aux lois de la pesanteur. Rénitence générale, pas de douleur.

L'examen du cœur ne révèle rien d'anormal.

Poitrine. On constate de l'emphysème.

Pas d'œdème des membres. Le testicule gauche est atrophié.

Le lendemain, même état, la pression de l'hypocondre droit fait apparaître dans un espace comme la paume de la main une ondulation manifeste de la paroi abdominale. Les résultats obtenus par la percussion ne sont plus les mêmes.

On observe de la matité au niveau de l'ombilic, de la sonorité dans les flancs et l'hypogastre ; peu de changement dans les déplacements qui produisent un bruit de glouglou, l'amaigrissement progresse, on constate bientôt de la matité sur tout l'abdomen, la dilatation veineuse s'accentue davantage, éruption de muguet. Mort.

L'autopsie fait voir : le foie énormément augmenté de volume, remplissant presque l'abdomen. Il a la forme d'une feuille de trèfle gigantesque dont la foliole moyenne descend jusqu'au dessous de l'ombilic. Le lobe gauche, intact, remplit l'hypocondre, couvre la rate et cache l'estomac refoulé sous le diaphragme qu'il soulève. Le lobe droit est divisé en deux, l'une de ses parties remplit l'hypocondre, l'autre est située au devant des intestins ; la vésicule biliaire est à 10 centimètres du pubis. A l'ouverture de ce lobe, il s'échappe un flot de liquide séro-purulent entraînant des débris jaune-verdâtre d'apparence muqueuse. On est en présence d'un énorme kyste hydatique suppuré. Il y a un peu de sérosité dans l'abdomen, l'intestin est sain, le cœur et les poumons ne présentent aucune particularité. »

On peut être encore induit en erreur par la présence dans l'abdomen d'une tumeur, quelle qu'en soit d'ailleurs la nature, déterminant un épanchement ascitique. Un exemple remarquable s'est produit en 1876. En voici le résumé emprunté au même travail :

« Mme A. G., 23 ans. Santé robuste jusqu'à 19 ans. De tout temps, néanmoins, la marche, la voiture, la danse ont provoqué des douleurs sourdes dans le ventre.

Deux ans auparavant, c'est-à-dire en 1874, à la suite de grandes fatigues, elle est prise d'une diarrhée intense. En octobre 1876, les douleurs deviennent plus vives, le ventre augmente de volume, sans fièvre, sans vomissements. Anémie progressive.

L'examen du cœur et du poumon ne révèle rien d'anormal.

Le ventre est bombé, rénitent, sensible. Au toucher on constate un peu d'empâtement de la région ovarique droite, laissant l'utérus mobile et dans sa position normale.

La malade est constipée. On reconnaît bientôt la présence d'une grande quantité de liquide dans le péritoine. On ordonne des vésicatoires, des badigeonnages à la teinture d'iode, des pilules de poudre et d'extrait de ciguë et de belladone.

Le volume du ventre augmente sans cesse. M. Barth diagnostique une péritonite tuberculeuse, Ricord une cirrhose. On ordonne la diète lactée qui n'est pas supportée.

Les urines ne décèlent rien qui puisse faire rapporter cette ascite à une maladie des reins ou du foie.

Le 24 janvier 1877, l'épanchement a acquis des proportions si considérables et la malade est dans un tel état d'angoisse, que l'on pratique une ponction. Le liquide ne contient pas de fibrine, mais des leucocytes en grande quantité. Reproduction très rapide du liquide ; malgré les fumigations aromatiques et le vin diurétique de Trousseau, on est obligé de recourir à une nouvelle ponction.

Le ventre, débarrassé, permet de constater une petite tumeur de forme indéterminée dans la région ovarienne gauche.

Reproduction du liquide, ponctions successives, donnant chaque fois 12 litres de liquide ; la tumeur grossit rapidement : elle a maintenant le volume du poing. L'amaigrissement fait des progrès. »

Aujourd'hui, que l'attention des médecins se concentre sur cette question, des erreurs de ce genre seront probablement plus rares.

Cette malade, depuis le début de sa maladie, n'a présenté, outre l'ascite et l'amaigrissement, aucune manifestation de la tuberculose si minime qu'elle fût. Elle n'a toussé ni expectoré, ses plèvres sont intactes, les phénomènes généraux à peine marqués.

La péritonite chronique simple est fort difficile à différencier ; elle est d'ailleurs excessivement rare et peut même, d'après MM. Rilliet et Barthez, se montrer chez un tuberculeux.

Grisolle dit n'avoir vu les tubercules manquer qu'une fois, et, dans ce cas particulier, il y avait des productions tuberculeuses dans le poumon, de sorte qu'il est naturel de penser que si le malade avait succombé un peu plus tard, il s'en serait développé dans le péritoine.

On pourra croire à une péritonite de cette nature, lorsqu'elle aura succédé à une péritonite aiguë, qu'après un long temps écoulé sans que les poumons présentent aucune lésion, on ne sentira aucune induration dans le péritoine.

La syphilis hépatique affecte quelquefois une grande ressemblance avec la péritonite tuberculeuse ascitique.

Il y a ici un grand intérêt à ne pas les confondre au double point de vue du pronostic et du traitement.

L'analyse différentielle en est aussi difficile qu'importante, et les antécédents seront ici d'un immense secours.

Il est vrai qu'il n'est pas rare de rencontrer des syphilitiques qui sont en même temps tuberculeux ; mais l'examen attentif de la marche de la maladie, des lésions syphilitiques concomitantes, des antécédents du sujet, pourra conduire au diagnostic.

Si la douleur abdominale est plus intense dans la syphilis hépatique, l'épanchement, en revanche, est moins susceptible de se résorber; l'état fébrile ne se présente que dans la période ultime, ou s'il existe une complication; il n'y a pas non plus de sueurs nocturnes. Malgré ces différences, le diagnostic n'en est pas moins fort difficile, témoin l'observation que nous donnons en résumé et qui est en détail dans le livre de M. Lancereaux, p. 346.

Jacques Bosset, 59 ans, opticien. Malade depuis six semaines, il aurait eu à cette époque une pleurésie dont on ne peut retrouver aucune trace. Le malade a habité Rochefort il y a dix ans et y a contracté des fièvres intermittentes. Dernièrement, il a perdu sa femme et a dû supporter de grandes fatigues; ses jambes ont enflé, il est sec et maigre; il se présente avec une ascite considérable. A la percussion, on constate que le foie est diminué et la rate hypertrophiée.

Un peu de fièvre, inappétence, sécheresse de la langue. Albumine dans les urines.

Poitrine. Râles sous-crépitants et ronflants sous les clavicules. Expiration prolongée. Quelques crachats muqueux. Hémoptysies il y a quelques mois.

Le liquide devient de plus en plus abondant, l'œdème est le même, il meurt au bout d'un mois.

A l'autopsie, on constate de petites masses tuberculeuses au sommet des poumons.

Épanchement considérable de liquide dans l'abdomen. Le foie présente tous les caractères des lésions gommeuses.

Les reins sont amyloïdes, les testicules syphilitiques.

Le cancer aigu disséminé du péritoine, surtout quand il ne présente pas de tumeurs perceptibles, donne lieu à des symptômes qui ont l'analogie la plus frappante avec la péritonite tuberculeuse ascitique. Il est vrai que sa marche est plus rapide d'une manière générale, que les malades peuvent présenter la teinte jaune-paille caractéristique du cancer, mais ce sont des symptômes de peu de valeur; entre ces deux maladies, de nature si différente, il n'existe pas un signe pathognomonique.

Le ventre est le siège de douleurs lancinantes dans le cancer, mais on peut les observer aussi dans la tuberculose, et l'épanchement ne subit que très peu de variations.

De plus, les deux diathèses peuvent être associées, les manifestations de l'une l'emportant sur celles de l'autre.

Moisson. (In Archives de médecine navale, 1876, p. 209.)

L... (Joseph), 29 ans, canonnier, entre à l'hôpital de Brest, le 25 mai 1876.

Parents bien portants. Lui s'est bien porté jusqu'en avril 1876.

Depuis un mois, augmentation de volume de son ventre, perte d'appétit, digestions douloureuses, vomissements quelquefois.

Fluctuations abdominales, veines sous-cutanées dilatées; foie et rate refoulés vers le poumon. Pas de douleurs à la palpation, ni à la percussion.

Langue sale. Urines rougeâtres et rares. Selles dures.

20 mai. Ponction, 5 litres de sérosité, quelques globules de sang et de pus. Rougeur érysipélateuse, soif, vomissement, amaigrissement extrême, coma, mort.

Autopsie. — Sérosité sanguinolente dans les plèvres et le péricarde. Cœur flasque. 4 litres de sérosité de même nature dans l'abdomen. Intestins formant une seule masse unie par des néo-membranes et des grains gélatineux. Le grand épiploon, transformé en une masse d'une épaisseur de 3 ou 4 centimètres, est farci dans toute son étendue de nombreuses tumeurs colloïdes; il adhère à la paroi abdominale au niveau de l'ombilic. Les deux feuillets présentent les mêmes altérations.

On remarquera que, dans la plupart de nos observations, les plèvres présentent les mêmes altérations que le péritoine. La pleurésie a été observée soit avant, soit pendant l'évolution de la péritonite.

M. Fernet, qui vient de remettre ce point en évidence, lui accorde une valeur clinique de premier ordre, et il ajoute, en parlant de la loi de Godelier : qu'elle lui paraît vraie pour toutes les formes de tuberculose péritonéale, chronique aiguë ou subaiguë; que nombreux sont les cas où elle peut servir à confirmer ou à infirmer un diagnostic douteux.

La recherche des températures locales, préconisée par M. le professeur Peter dans son livre sur la Phthisie et dans son enseignement à l'hôpital, pourrait rendre également de grands services, si elle entrait davantage dans la pratique. Appliquée au ventre, elle indiquerait, suivant lui, la phlegmasie du péritoine, comme la plus grande élévation de la température de la paroi thoracique d'un côté de la poitrine indique celle de la plèvre.

PRONOSTIC.

Le pronostic, dit M. Fernet, ne saurait être trop réservé, mais il semble que les auteurs classiques l'ont trop assombri en le rendant presque désespérant; et il produit dans son travail quatre observations, suivies toutes de guérison.

Si l'on ne considère que la guérison locale, sans souci de l'avenir du malade, les documents ne sont pas extrêmement rares; mais c'est l'imminence d'une phthisie pulmonaire mortelle après guérison de la péritonite qui vient ici aggraver le pronostic. Nous n'avons pas la pensée de contester les faits rapportés par M. Fernet, mais nous ne pouvons nous empêcher de remarquer que la malade qui fait l'objet de sa quatrième observation est sortie guérie de l'hôpital.

Quinze jours après sa sortie, elle se présente à la consultation. Son amaigrissement a fait des progrès, son appétit est nul. Le tuberculose d'un organe peut guérir, cela est incontestable; mais ce qui persiste, ce qui existait avant la maladie, ce qui lui survit, c'est un milieu organique spécial éminemment favorable à la multiplication du tubercule. Pour nous, nous estimons que les auteurs classiques ont tracé un fidèle tableau du pronostic, car, à part quelques rares guérisons, la mort est le terme habituel de cette affection.

TRAITEMENT.

Le traitement comprend : le traitement général et le traitement des symptômes.

Le traitement général, c'est-à-dire celui de la diathèse, a toujours eu pour but de mettre le sujet dans les conditions hygiéniques les plus favorables. La médication iodée a joui d'une faveur prolongée.

Depuis plusieurs années, on a expérimenté dans les hôpitaux de Paris un mode de traitement qui paraît appelé à un grand succès, nous voulons parler de la suralimentation. Nous n'avons pas eu l'occasion de la voir employer dans les cas de péritonite tuberculeuse en particulier, mais nous l'avons pratiquée nous-même un grand nombre de fois chez des malades atteints de tuberculose pulmonaire, et nous avons noté des améliorations surprenantes. Au surplus, nous voyons que M. Fernet rapporte à ce mode de traitement les succès qu'il a obtenus.

Les symptômes locaux sont combattus par les moyens ordinaires. Cataplasmes laudanisés, vésicatoires, badigeonnages iodés, collodion, fomentations aromatiques, frictions mercurielles.

La glace, l'opium à faible dose (1 à 3 gouttes), empêchent les vomissements. Enfin, la ponction rend les plus grands servires chez l'adulte, quand la dyspnée devient trop intense et menace de suffoquer le malade. Cette opération, qui est chez l'adulte d'un si grand secours, a eu chez l'enfant des suites si déplorables que Rilliet et Barthez conseillent de s'en abstenir.

OBSERVATIONS.

Obs. I (personnelle). — Jean Labête, âgé de 50 ans, exerçant la profession de stéréotypeur, est entré, le 29 janvier 1884, à l'hôpital Necker, salle Saint-Luc, service de M. le professeur Potain. Il est couché au n° 13, il ne paraît pas alcoolique, il accuse un litre et demi de vin par jour, pas d'alcool.

Ce n'est pas la première fois que le malade est soigné dans le service, et l'observation de ses antécédents morbides est très intéressante au point de vue de la maladie pour laquelle il est entré de nouveau à l'hôpital.

Son premier séjour remonte au 14 décembre 1882.

Antécédents héréditaires nuls. Son père est mort à 74 ans, sa mère a eu 12 enfants et a vécu jusqu'à 77 ans.

Antécédents personnels. Antérieurement au mois de décembre 1882, il ne se rappelle pas avoir été jamais malade. Il a eu une sorte d'entorse du poignet droit il y a cinq ans, en 1877 ; elle n'a pas du reste nécessité l'arrêt de son travail.

Le 14 décembre 1882, il se plaint d'un point de côté à droite, il tousse et a une dyspnée intense. On constate du côté droit de la poitrine un épanchement assez considérable, que l'on ponctionne le 3 janvier 1883. La ponction donne 750 grammes de liquide.

Le malade sort le 31 du même mois incomplètement guéri, l'épanchement n'est pas entièrement resorbé; trois mois après, raconte-t-il, il était encore fort oppressé.

Le 8 juillet de la même année, il vient de nouveau réclamer les soins de l'hôpital, et, à ce moment, sans cause connue, il se développe un nouvel épanchement pleural, cette fois du côté gauche. Le 11, on pratique une ponction qui donne 1000 grammes d'un liquide très foncé, sanguinolent. Il sort le 31 en voie de guérison.

Jusque-là on ne constate aucune modification dans l'état du sommet de ses poumons; quelques jours après sa sortie de l'hôpital, le 5 août, il se rend à la campagne. Il ne se remet pas complètement, la toux continue, la fièvre fait défaut.

En septembre, il s'aperçoit que son poignet droit augmente de volume, mais sans lui causer de grande douleur; le gonflement depuis cette époque a été toujours progressant; il lui est devenu impossible de faire usage de cette main. L'état général est toujours peu satisfaisant.

Vers le commencement de janvier 1884, il s'est aperçu que son ventre avait grossi et c'est pour cela qu'il rentre de nouveau à l'hôpital, 29 janvier.

Le ventre est le siège d'un gonflement considérable, la peau sèche et tendue, la cicatrice ombilicale légèrement saillante, les flancs sont manifestement élargis, une circulation complémentaire superficielle est nettement dessinée, surtout dans la portion sus-ombilicale, et paraît aboutir aux veines thoraciques dilatées.

La circonférence de l'abdomen au niveau de l'ombilic est de 92.

La palpation donne une sensation de flot très manifeste, la douleur qu'elle provoque est très modérée, mais elle retentit sur tout l'abdomen; on ne perçoit nulle part la sensation de masses indurées, on ne peut constater si l'épiploon est induré.

On constate de la submatité à la partie antérieure au-dessous de l'ombilic, de la sonorité au-dessus. La percussion des flancs dénote une matité absolue, de telle sorte que l'on obtient une ligne de matité courbe à concavité supérieure très échancrée et passant à quelques centimètres au-dessous de l'ombilic.

Le liquide se déplace très facilement lorsque l'on fait coucher le malade sur l'un ou l'autre côté. Les zones mates et sonores se déplacent dans le même sens.

Le foie ne dépasse pas le rebord des fausses côtes. La rate ne semble pas présenter de modifications dans son volume.

Les jambes sont le siège d'un œdème assez considérable survenu depuis le commencement de février, donc postérieurement à l'épanchement abdominal.

Au moment où le ventre a pris de grandes proportions, le malade a beaucoup toussé, a été fort oppressé et, pendant plusieurs jours, il a éprouvé dans le ventre des sensations de tiraillements très douloureux.

Poitrine. La matité est complète dans les fosses sus et sous-épineuses du côté gauche ; à l'auscultation le murmure vésiculaire est très affaibli, c'est à peine si l'on entend la respiration. Cependant tout à fait au sommet, mais surtout en avant, la respiration est soufflante; il n'y a pas de râles, la résonnance de la voix est très manifeste.

Du côté droit on trouve de la respiration supplémentaire un peu rude, sans souffle ni râles.

Le cœur ne présente rien de particulier, les vaisseaux sont athéromateux.

Le poignet droit et la face dorsale de la main sont le siège d'un gonflement très notable; des collections purulentes se sont formées à plusieurs reprises, sans grande réaction inflammatoire, laissant des trajets fistuleux. L'introduction d'un stylet dans les fistules permet d'arriver sur des surfaces osseuses dénudées.

L'articulation est déformée, on y sent de la mobilité anormale, des mouvement de latéralité sont possibles. A la partie interne les mouvements communiqués donnent lieu à des frottements osseux.

L'extrémité inférieure du cubitus paraît subluxée sur le carpe et joue comme une touche de piano. Par place, on trouve des points fluctuants avec amincissement de la peau, et partout on éprouve la sensation d'un empâtement œdémateux; il y a donc arthrite et arthrite fongueuse.

Le malade présente un facies terreux, il dit, du reste, que depuis sa première pleurésie il a énormément maigri, sans jamais avoir à aucun moment reconquis le moindre embonpoint, jamais il n'a le moindre appétit.

Les organes digestifs se comportent mal d'ailleurs, il y a des alternatives de diarrhée et de constipation.

Il n'a pas eu de vomissements au début; mais il en a eu à partir du 4 février, ils sont verdâtres et très amers. Il est constipé en ce moment et éprouve de continuels besoins d'aller à la garde-robe.

La toux est modérée, elle survient par quintes, la nuit; il ne paraît pas gêné pour respirer. Les urines sont pâles, décolorées, sans albumine. Pas de fièvre ni de sueurs nocturnes. Le 20 février une des collections du poignet s'ouvre et donne issue à du pus, que l'on recueille pour l'examiner au microscope.

Obs. II (personnelle). — Lanoing, garçon jardinier, 19 ans, entre, le 8 septembre 1883, à l'hôpital Necker, service de M. le professeur Potain, salle Saint-Luc, n° 7.

Pas d'antécédents héréditaires.

S'est toujours bien porté jusqu'en septembre 1883.

A cette époque, il ressentit des courbatures, perdit l'appétit, eut des maux de tête, des épistaxis abondantes, de la diarrhée puis fièvre typhoïde ? à symptômes peu accentués (on n'a point constaté de taches rosées lenticulaires).

Défervescence le 24, il entre en convalescence.

Le 4 octobre, ascension nouvelle de la température, signes de pleurésie droite rapidement disparus.

Nouvelles épistaxis, reprise de la prostration, on pense à une rechute de fièvre typhoïde, on ne constate pas encore de taches.

La température oscille entre 39° et 40°.

Pendant les mois de novembre et décembre, on constate successivement :

De la diminution de sonorité avec affaiblissement du murmure vésiculaire à droite, puis à gauche, mais temporairement ; en même temps le sommet droit, après avoir fait entendre un bruit skodique, donne à la percussion un son de plus en plus dur ; il y a retentissement de la voix.

La lésion pleurétique paraît se localiser à droite; on perçoit la diminution des vibrations thoraciques ; on entend de l'œgophonie, du souffle.

La matité remonte jusqu'à la partie moyenne de la fosse sous-épineuse.

On constate au cœur, à la base et à droite, un souffle diastolique ne se propageant pas, augmentant quand le malade s'assied.

Ce souffle disparaît bientôt.

Pendant le mois de janvier, avec un œdème des jambes d'abord passager, puis tendant à devenir permanent, on constate des éruptions de purpura répétées, puis des épistaxis abondantes et des sueurs très marquées.

4 janvier. Première éruption abondante de purpura à droite.

Les 10, 11, 24, 28. Epistaxis de plus en plus abondantes.

Le 24. Reprise de la fièvre, éruption sudorale intense au-devant de la poitrine.

Le malade se plaint de mal de gorge, et on croit un instant à une éruption scarlatiniforme.

L'éruption disparue, il reste sur la gorge, sur la face postérieure du pharynx, un semis de granulations. La voix est éraillée et basse.

5 fevrier. Epistaxis d'environ 300 grammes; injection, 10 gouttes ergotinine.

Le 6. La pleurésie droite, qui n'a jamais complètement disparu, entre de nouveau en activité. Souffle, œgophonie.

Le 14. Eruption nouvelle de purpura sur les cuisses et le ventre.

L'épanchement pleurétique reste stationnaire.

La fievre oscille toujours entre 40° le soir et 38° le matin.

Depuis quelques jours, le malade vomit de temps en temps.

Le ventre devient sensible.

Le 19. L'épanchement est en voie de régression.

Les vomissements continuent, ils sont très amers.

La sensibilité du ventre s'accroît, surtout à droite.

Le ventre est distendu, tympanique.

Le 25. Le ventre augmente insensiblement de volume ; à la partie inférieure, on constate une ligne peu étendue de matité, elle décrit une courbe à concavité supérieure ; le liquide se déplace difficilement.

La partie inférieure du ventre et le scrotum sont couverts de plaques ecchymotiques.

Le malade se plaint enfin de douleurs très vives

en urinant, douleurs qu'il rapporte à la fosse naviculaire. Elles viennent pendant la miction, qu'elles interrompent, et se continuent après.

Les urines, rares, ressemblent à du vin de Malaga.

5 mars. La matité constatée sur l'abdomen est plus accusée du côté droit, qui est toujours très douloureux, et sur lequel le malade repose. On constate à ce niveau de l'œdème de la paroi. Dans cette même partie, sensation de flot ; le liquide se déplace toujours difficilement. A la partie supérieure, tympanisme très marqué.

La rate semble augmentée de volume.

Poitrine. A droite, quelques frottements ; la respiration est toujours très affaiblie.

Les vibrations thoraciques ont reparu presque partout, bien que fort diminuées.

Au sommet droit, submatité, quelques râles sous-crépitants, expiration prolongée.

L'angine présente toujours les mêmes caractères.

Etat général. — Affaiblissement progressif, fièvre toujours aussi accusée ; plus de vomissement, mais anorexie persistante ; toujours des douleurs après la miction ; les urines sont moins foncées, mais contiennent toujours une grande quantité d'albumine.

Pas de diarrhée ; pas de symptômes cérébraux.

Obs. III, inédite (due à M. Richardière, interne des hôpitaux). — Marie Puraloup, 52 ans, marchande d'habits, entre, le 30 janvier 1882, salle Sainte-Anne, n° 29.

Bonne santé habituelle, non alcoolique ni syphilitique.

Pas de maladies antérieures.

Elle a cessé d'être réglée à 50 ans ; elle a eu un enfant à 27 ans.

Elle a eu, il y a six semaines, un érysipèle de la face, qui semble avoir eu pour point de départ les conduits lacrymaux enflammés. Elle fait remonter à peu près à l'époque de l'apparition de cet érysipèle les premiers symptômes de la maladie qui l'amène à l'hôpital. A ce moment, elle s'aperçut que son ventre augmentait de volume, que ses digestions devenaient difficiles, qu'elle éprouvait du ballonnement après le repas, qu'elle avait enfin de la difficulté à respirer.

Ce malaise allant s'aggravant de jour en jour, elle se décida à entrer à l'hôpital.

Elle n'a jamais eu de vomissements ni alimentaires ni sanglants; elle avait plutôt de la constipation.

Habitus. Elle a assez bonne mine. Sa figure présente une bonne coloration.

Elle n'est pas trop anasarque; éprouve une dyspnée assez intense. Son ventre est fort gros, et ses jambes sont légèrement enflées.

Le ballonnement du ventre est ce qui frappe à première vue, il est étalé, très tendu.

La percussion dénote une grande sonorité occupant presque tout l'abdomen, c'est seulement dans les parties déclives, dans les fosses iliaques que l'on constate de la matité, et encore est-elle peu prononcée.

La palpation est impuissante à faire percevoir la sensation de fluctuation ; elle est d'ailleurs douloureuse, surtout à la partie supérieure. Cet état de ballonnement empêche de bien apprécier le volume du foie. La région de la rate est très douloureuse, les dimensions de l'organe semblent normales.

Les membres inférieurs sont œdématiés, on peut y imprimer la cupule caractéristique de l'œdème. Cet œdème, au dire de la malade, est postérieur au développement du ventre.

Appareil respiratoire. Il existe de la dyspnée, de la douleur à la pression, au niveau des bases pulmonaires. En avant, sonorité et auscultation normales.

En arrière, matité des deux bases. Râles sous-crépitants des deux côtés; la matité est de 3 à 4 centimètres ; les vibrations vocales sont affaiblies. Pas de râles sous-crépitants aux sommets.

Circulation. Battements du cœur, faibles, mais normaux ; pouls un peu faible, régulier.

Les urines peu abondantes, pâles, ne présentent ni sucre ni albumine.

Système nerveux intact.

Eau-de-vie allemande, onctions de pommade iodurée. Le purgatif détermine des évacuations alvines abondantes, à la suite desquelles le ventre est moins ballonné.

Dans les jours qui suivent l'entrée, le ventre reprend son volume, et au tympanisme du début succède de l'ascite.

D'autre part, il se forme un épanchement pleural, qui se révèle par l'abolition des vibrations vocales, du souffle, de la matité; il exige l'application d'un vésicatoire.

Du côté droit, les râles sous-crépitants diminuent.

18 février. L'état est le suivant :

La dyspnée persiste.

L'épanchement abdominal a plutôt augmenté; on perçoit très nettement de la fluctuation.

Le foie est plutôt petit, la rate est douloureuse à la percussion.

Les urines peu abondantes.

L'épanchement pleurétique a augmenté du côté droit; il existe du bruit skodique en avant.

Nous constatons, au niveau du creux épigastrique, un point extrêmement douloureux.

1er mars. La dyspnée est de plus en plus intense, on pratique la ponction de l'abdomen, et on retire 6 litres de liquide ascitique, verdâtre, très albumineux. A la surface d'un vésicatoire appliqué sur la poitrine, un érysipèle se déclare.

Le 2. Dyspnée encore très intense, très violente le soir.

Le 3. La dyspnée augmente, la malade ne peut

garder que la position assise, elle semble à chaque instant sur le point de suffoquer.

Le 4. On propose la thoracentèse, que la malade refuse obstinément. Elle succombe dans la soirée.

Autopsie. — Corps non amaigri.

Thorax. A l'ouverture de la poitrine, on trouve un énorme épanchement dans la plèvre gauche, 4 litres de liquide citrin. Le poumon gauche réduit au volume du poing est aplati contre la colonne vertébrale, à laquelle il est attaché par des fausses membranes. La cavité pleurale est tapissée de fausses membranes, sur lesquelles on ne constate pas de tubercules ; le poumon ne crépite pas, il ne présente pas de tubercules.

A droite, épanchement d'un litre, pas de fausses membranes, poumon très congestionné, mais sans le moindre tubercule.

Cœur normal. Pas de liquide dans le péricarde, pas de granulations sur cette séreuse.

Abdomen. Le péritoine est criblé de granulations miliaires grises, depuis le volume d'un grain de millet jusqu'à celui d'une lentille. Les surfaces viscérale et pariétale présentent des granulations, qui prédominent surtout dans les parties inférieures, vers les organes génitaux.

Les épiploons chargés de graisse présentent de nombreuses granulations, confluentes sur certains points.

Pas de fausses membranes reliant les intestins, qui sont couverts de granulations.

A l'ouverture, ils sont très congestionnés, mais ne présentent aucune ulcération tuberculeuse sur la muqueuse.

Foie normal. Sa capsule est épaisse et granuleuse.

Rate normale, pas de périsplénite.

Reins congestionnés, sans granulations.

Organes génitaux. — L'utérus, les ovaires, les trompes, sont tapissés de fausses membranes couvertes de granulations miliaires, quelques-unes assez grosses du volume d'une lentille. Les trompes sont hydropisées.

Les ovaires sont petits, rétractés. Il existe un petit kyste dans le ligament large droit. A la coupe, ni l'utérus, ni la trompe, ni les ovaires ne présentent de granulations. Le cerveau est normal. Pas de granulations sur les méninges.

Obs. IV, inédite (Richardière). — Plot, 48 ans, sculpteur, entre le 29 octobre 1883, salle Sainte-Marie, n° 3, Cochin.

Antécédents. — Le malade a eu il y a dix ans les fièvres intermittentes à type tierce qu'il a contractées à New-York; depuis il a été repris de fièvres paludéennes à plusieurs reprises.

Il a contracté des habitudes alcooliques en Amérique, il buvait quotidiennement trois ou quatre verres d'eau-de-vie.

La maladie qui détermina son entrée à l'hôpital a débuté, il y a deux mois environ, par de la difficulté à digérer, l'appétit a été perdu dès lors presque complètement. Presque simultanément se sont déclarés des troubles dyspeptiques qui ont consisté en nausées et vomissements.

Ces phénomènes d'ordre purement abdominal ont commencé dix jours avant l'entrée à l'hôpital.

Etat actuel. — 29 octobre. Pas d'amaigrissement pas d'œdème des membres inférieurs ni de la face, léger tremblement des doigts.

Le ventre est volumineux, météorisé à sa partie supérieure, la partie inférieure présente jusqu'au niveau de l'ombilic une matité qui se déplace avec le liquide, sous l'influence de la pesanteur, la fluctuation est nettement appréciable.

Réseau veineux supplémentaire surtout développé à la partie supérieure.

Foie. — On ne peut en apprécier le volume en raison du ballonnement du ventre.

Rate. — Assez volumineuse. Cœur normal.

Poumons.— Rien en avant. En arrière et aux deux bases, râles sous-crépitants.

Pas de signes stéthoscopiques anormaux aux sommets.

Quantité notable d'albumine dans les urines.

Le 30. Le malade se plaint de douleurs très vives au niveau des reins ; elles s'irradient et s'étendent facilement à tout le ventre.

8 novembre. Les douleurs persistent sans présenter de maximum fixe en un point de l'abdomen.

Léger œdème de la partie supérieure des cuisses.

Le ballonnement du ventre a encore augmenté, il prend des proportions considérables. La circulation collatérale se développe de plus en plus. Le malade est constipé.

Le 12. Œdème des jambes. Douleurs abdominales de plus en plus vives, exaspérées par la pression.

A droite, épanchement pleural, matité et souffle.

Facies tiré, yeux excavés, plaintes continuelles.

Le 13. Mort.

Autopsie, vingt-quatre heures après la mort.

Le ventre très ballonné renferme une grande quantité de liquide ascitique. Sa couleur est verdâtre et d'apparence citrine.

Pas de fausses membranes tapissant le péritoine pariétal ou reliant les anses intestinales. Pas de fausses membranes flottant dans le liquide, ni de flocons purulents. Les deux feuillets sont parsemés dans toute leur étendue d'une quantité considérable de granulations grises, du volume d'un grain de millet. Elles sont rapprochées jusqu'à recouvrir en certains points la surface de la séreuse. En certains points elles forment des masses de la grosseur d'une noisette. Nulle part elles ne sont caséeuses.

Le mésentère a subi une dégénérescence graisseuse complète, et à sa surface on peut voir des granulations peut-être un peu plus grosses que celles qui tapissent le péritoine pariétal.

Les ganglions mésentériques n'ont pas subi d'augmentation de volume appréciable.

La surface séreuse des intestins présente également de nombreuses granulations ; elles sont développées en cercle le long des vaisseaux qui sont congestionnés. La face interne de l'intestin sectionné dans sa longueur ne présente rien.

Foie. — Recouvert par un péritoine épaissi qui le fait adhérer fortement au diaphragme. Sa face interne est libre d'adhérences avec les intestins. Cet organe est dans sa totalité fortement rétracté. A la coupe, la substance hépatique est jaunâtre, chargée de graisse.

A l'examen microscopique on trouve une augmentation du tissu conjonctif interlobulaire et de la dégenérescence des cellules hépatiques.

La rate est volumineuse, sans périsplénite.

Les reins ont l'apparence normale.

Poumons. — Epanchement d'un litre environ dans la plèvre droite. Pas de trace de tuberculisation en aucun point du parenchyme pulmonaire. Il n'existe pas non plus de tubercules à la surface des plèvres.

Le cœur est normal ainsi que le cerveau

Obs. V, inédite (Communiquée par M. Queyrat, interne à Saint-Louis.) — A. C., 20 ans, employée, habitant Paris depuis deux ans, entre, le 14 septembre 1883, à la salle Sainte-Anne, service de M. Blachez, avec un embarras gastrique des plus intenses, une fièvre vive (39°4) et de l'ascite.

Il n'existe aucun antécédent pathologique du côté

des ascendants, et en particulier aucun antécédent de tuberculose.

Aucun accident strumeux de l'enfance.

A part une rougeole légère à l'âge de 6 ans, sa santé a été très bonne jusqu'au mois de juin de cette année, époque à laquelle elle s'aperçoit que son ventre augmente de volume sans la moindre douleur et sans autre trouble qu'une légère dyspepsie.

A la fin d'août, quelques douleurs abdominales, puis, dans les premiers jours de septembre, fièvre vive.

Ces phénomènes fébriles persistant et le volume de l'abdomen ne faisant que s'accroître, la malade entre à l'hôpital le 14 septembre.

Du côté de l'utérus, ajoutons que la malade, réglée à 11 ans, a eu des règles très régulières jusqu'au mois de juillet de cette année. Retard de dix jours au mois d'août, absence complète au mois de septembre ; dans la suite, les règles n'ont pas reparu.

Etat actuel. — Malade bien conformée, mais pâle et amaigrie; embarras gastrique de plus en plus marqué, langue saburrale, anorexie, soif vive, 112 pulsations, température axillaire, 39°4.

Rien au poumon, si ce n'est une inspiration granuleuse, extrêmement nette sous la clavicule gauche. La malade ne tousse pas, n'a jamais toussé.

Rien au cœur.

Urines normales.

L'abdomen est très volumineux, sans déplissement de la cicatrice ombilicale; pas de circulation supplémentaire, pas d'œdème.

A la percussion, matité sous-ombilicale, dont la ligne est difficile à préciser.

En combinant la percussion avec la palpation, on perçoit très nettement la sensation de flot.

Nulle part, la pression ou la percussion ne provoquent la moindre douleur.

Le toucher vaginal permet de constater que l'utérus de volume normal, non douloureux, est en latéro-version droite complète.

En présence de ces symptômes, M. Blachez étant absent, nous nous demandons s'il s'agit là d'une péritonite tuberculeuse à forme ascitique ou d'un kyste de l'ovaire, momentanément compliqué d'embarras gastrique.

En faveur de la première hypothèse, on peut invoquer l'amaigrissement et la fièvre, mais l'abdomen n'est nullement douloureux, mais la malade n'a jamais toussé.

D'autre part, la latéro-version droite concorderait assez bien avec la possibilité d'un kyste de l'ovaire, développé comme cela s'observe le plus souvent à gauche.

Enfin, la difficulté qu'il y a à délimiter exactement la ligne de matité ne permet pas de s'autoriser du signe de Rostan.

Dans cette alternative, nous prions M. Monod de

trancher la question. M. Monod, après plusieurs examens attentifs, déclara pencher vers le diagnostic de péritonite tuberculeuse à forme ascitique.

La suite a du reste justifié ce diagnostic, la fièvre a duré une quinzaine de jours et n'a plus reparu dans la suite que par poussées légères.

L'amaigrissement a été s'accroissant.

Des douleurs assez intenses ont apparu vers la fin d'octobre, le liquide s'est résorbé graduellement, et à sa place se sont montrées des masses plus ou moins volumineuses, irrégulières, donnant à la main une sensation pâteuse et se dessinant à la percussion, sous forme de zones de matité tortueuses. Elles sont, en particulier, devenues nettement appréciables du côté des culs-de-sac vaginaux qu'elles ont remplis complètement en enclavant l'utérus.

Au mois de novembre, des craquements secs apparaissent au-dessous de la clavicule gauche.

Obs. VI (personnelle). — Jacques Deter, 68 ans, homme de peine, entre à l'hôpital Cochin, salle Saint-Philippe, n° 16, le 16 janvier 1884.

Antécédents héréditaires : Nuls.

Antécédents personnels : N'a fait aucune maladie avant 1878. Il a beaucoup souffert de la misère. Il y a cinq ans, il est entré aux annexes de l'hôpital, où il fit un séjour de cinq semaines, il avait souffert de la misère et perdu ses forces.

C'est à six mois qu'il fait remonter l'origine de

sa maladie actuelle. Depuis ce temps, il a perdu l'appétit le matin et a eu des vomissements bilieux; a des sueurs pendant la nuit, il a maigri beaucoup, le soir ses jambes sont enflées; il n'a toutefois cessé de travailler qu'il y a un mois.

Etat actuel : L'auscultation de la poitrine révèle des signes de tuberculisation.

Le cœur ne présente rien d'anormal.

Le ventre est ballonné, très sensible à la pression, la percussion dénote de la matité dans les flancs.

Le foie et la rate n'offrent rien de particulier, il est d'ailleurs difficile de les délimiter, le malade se plaignant beaucoup.

On ne perçoit pas de fluctuation, pas de dilatation veineuse abdominale.

La peu présente des traces de purpura.

Les testicules sont durs, bosselés.

Température 38°.

25 janvier. La coloration du malade change, son teint a de la tendance à se rapprocher de la couleur jaune-paille, caractéristique des cancéreux.

Les signes pulmonaires s'accusent davantage, température 39°. Le ventre, toujours très ballonné, est très sensible à la palpation et à la percussion. Cependant on peut percevoir la sensation de flot ; on constate une zone de matité siégeant dans les flancs et dont la limite supérieure décrit une courbe à concavité dirigée en haut et passant environ à trois travers de doigt au-dessous de l'ombilic; pas de dilatation veineuse superficielle.

3 février. Le malade est pris d'une diarrhée abondante.

Potion avec bismuth et laudanum,

Les jours suivants, les selles, absolument liquides, continuent en grand nombre.

Le ventre devient de plus en plus douloureux. On constate, sur ses parois latérales, un œdème qui se continue avec le scrotum et les membres inférieurs.

Le malade n'est plus maître de ses garde-robes; enfin il meurt le 15.

A l'ouverture du thorax on trouve à la partie antérieure, surtout à gauche, de nombreuses adhérences pleurales. Les poumons sont infiltrés de tubercules, le gauche présente une caverne et sa base est congestionnée.

Rien au cœur.

Abdomen. Une quantité de liquide citrin, que l'on évalue à 6 litres, s'écoule à l'ouverture du ventre.

Le péritoine ne présente de tubercules sur aucune de ses faces; pas de fausses membranes.

Les ganglions mésentériques, très volumineux, sont farcis de tubercules.

L'intestin, ouvert sur sa longueur, n'offre rien de particulier.

Le foie, de volume normal, est graisseux.

Les reins présentent les caractères du rein sénile.

Rien à la rate.
Les testicules sont tuberculeux.
Rien au cerveau.

CONCLUSIONS.

1° La fréquence de la péritonite tuberculeuse à forme ascitique est, par rapport à la péritonite tuberculeuse ordinaire, dans la proportion de un sur sept.

2° Cette forme de péritonite tuberculeuse, paraît être, d'après nos recherches, deux fois plus fréquente chez l'homme que chez la femme.

3° Sa plus grande fréquence s'observe de 32 à 38 ans; elle ne paraît pas très rare chez le vieillard.

4° L'existence d'un épanchement pleural avant ou après l'apparition de la péritonite est extrêmement fréquente et peut être d'un grand secours pour le diagnostic; la tuberculisation péricardique, bien qu'infiniment plus rare, a la même valeur.

5° La péritonite tuberculeuse à forme ascitique peut compliquer la cirrhose du foie et en obscurcit le diagnostic.

6° Bien que fort grave, le pronostic n'est pas nécessairement fatal, le malade restant néanmoins sous l'action de la diathèse.

7° A part les indications spéciales relatives à l'ascite, le traitement de cette forme de péritonite est le même que celui de la péritonite tuberculeuse ordinaire. Le traitement général doit être celui de la diathèse tuberculeuse.

8° La ponction est souvent indiquée chez l'adulte dans les cas d'oppression considérable.

Chez l'enfant, elle n'a jamais donné que de mauvais résultats (Rilliet et Barthez); elle doit donc être rejetée.

Paris. — A. PARENT, imp. de la Fac. de médec., A. DAVY, successeur, 52, rue Madame et rue M.-le-Prince, 14.

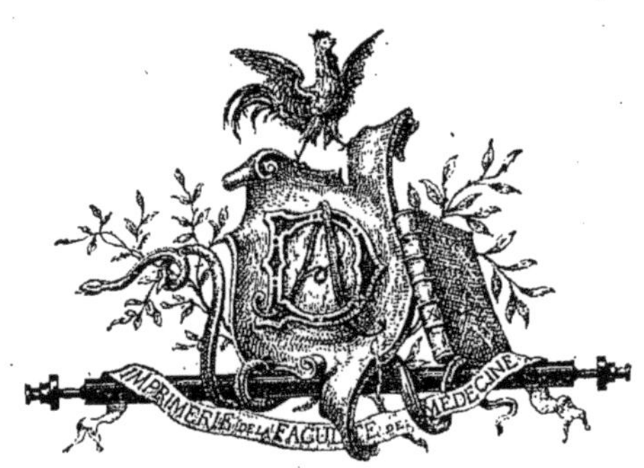
IMPRIMERIE DE LA FACULTÉ DE MÉDECINE

www.ingramcontent.com/pod-product-compliance
Ingram Content Group UK Ltd.
Pitfield, Milton Keynes, MK11 3LW, UK
UKHW022130170726
13837UKWH00003B/1473